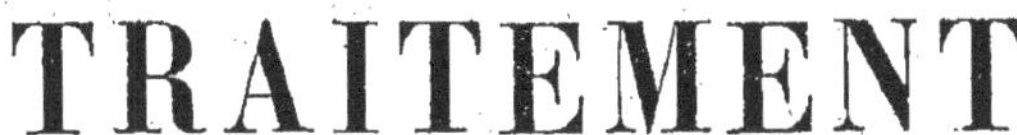

TRAITEMENT

I. — DES MALADIES DE POITRINE

PHTISIE, BRONCHITE CHRONIQUE, CATARRHE MUQUEUX, ASTHME
EMPHYSÈME

II. — DE LA PLEURÉSIE

DES ÉPANCHEMENTS PLEURÉTIQUES

III. — DES MALADIES DES INTESTINS

DE L'ENTÉRITE CHRONIQUE

IV. — DES MALADIES DU CŒUR

INSUFFISANCES, HYPERTROPHIE, ATROPHIE, NÉVROSES, FAIBLESSES
DYSPNÉE CARDIAQUE, CŒUR GRAS, ETC.

APPLICATIONS DU THERMO-CAUTÈRE

NOTAMMENT DANS CES MALADIES
Suivies des
PRÉCEPTES GÉNÉRAUX SUR SON EMPLOI EN MÉDECINE

PAR

M. le Dr Dupuy (de Frenelle)

Docteur en médecine de la Faculté de Paris,
Lauréat de la Faculté de médecine (Médaille d'Argent),
Membre honoraire et ancien secrétaire général de la Société
de Médecine pratique de Paris,
Membre titulaire de la Société Académique de Médecine de Nancy,
Ancien inspecteur d'Asiles à Paris,
Ancien chirurgien major de la garde nationale de Paris
et de l'État-Major du 1er secteur pendant la guerre de 1870-71,
Ancien membre titulaire du Conseil d'hygiène et de salubrité publiques de
l'arrondissement de Mirecourt (Vosges),
Ancien externe des hôpitaux de Strasbourg,
Ancien étudiant de la Faculté de Médecine de Wurtzbourg,
Auteur de divers ouvrages de médecine, d'écrits périodiques, etc.

PRIX : 1 FRANC

PARIS
Chez ASSELIN & HOUZEAU, Éditeurs de la Faculté de Médecine
PLACE DE L'ÉCOLE-DE-MÉDECINE
ET CHEZ L'AUTEUR, 76, BOULEVARD DE SÉBASTOPOL

1888

APPLICATIONS

DU

THERMO-CAUTÈRE

ET

PRÉCEPTES GÉNÉRAUX

SUR L'EMPLOI DE CET INSTRUMENT
EN MÉDECINE

DU MÊME AUTEUR :

TRAITÉ

DU

RHUMATISME MUSCULAIRE

OU

NÉVRO-MYALGIE

NOUVEAU MODE DE TRAITEMENT DE CETTE MALADIE ET DES NÉVRALGIES EN GÉNÉRAL

Paris. — 1 vol. Prix 2 fr. 50. — Chez Asselin et Houzeau.

TRAITEMENT DU CHOLÉRA

1 brochure. Prix : 75 cent.

Chez ASSELIN et HOUZEAU, Place de l'École-de-Médecine

PARIS

TRAITEMENT

I. — DES MALADIES DE POITRINE

PHTISIE, BRONCHITE CHRONIQUE, CATARRHE MUQUEUX, ASTHME
EMPHYSÈME

II. — DE LA PLEURÉSIE

DES ÉPANCHEMENTS PLEURÉTIQUES

III. — DES MALADIES DES INTESTINS

DE L'ENTÉRITE CHRONIQUE

IV. — DES MALADIES DU CŒUR

INSUFFISANCES, HYPERTROPHIE, ATROPHIE, NÉVROSES, FAIBLESSES
DYSPNÉE CARDIAQUE, CŒUR GRAS, ETC.

APPLICATIONS DU THERMO-CAUTÈRE

NOTAMMENT DANS CES MALADIES
Suivies des

PRÉCEPTES GÉNÉRAUX SUR SON EMPLOI EN MÉDECINE

PAR

M. le Dr Dupuy (de Frenelle)

Docteur en médecine de la Faculté de Paris,
Lauréat de la Faculté de médecine (Médaille d'Argent),
Membre honoraire et ancien secrétaire général de la Société
de Médecine pratique de Paris,
Membre titulaire de la Société Académique de Médecine de Nancy,
Ancien inspecteur d'Asiles à Paris,
Ancien chirurgien major de la garde nationale de Paris
et de l'État-Major du 1er secteur pendant la guerre de 1870-71,
Ancien membre titulaire du Conseil d'hygiène et de salubrité publiques de
l'arrondissement de Mirecourt (Vosges),
Ancien externe des hôpitaux de Strasbourg,
Ancien étudiant de la Faculté de Médecine de Wurtzbourg,
Auteur de divers ouvrages de médecine, d'écrits périodiques, etc.

PRIX : 1 FRANC

PARIS
Chez ASSELIN & HOUZEAU, Éditeurs de la Faculté de Médecine
PLACE DE L'ÉCOLE-DE-MÉDECINE
ET CHEZ L'AUTEUR, 76, BOULEVARD DE SÉBASTOPOL

1888

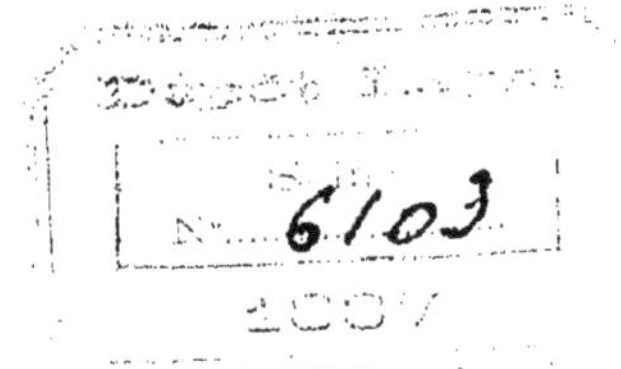

AVANT-PROPOS

Dans le court résumé que je donne du traitement des maladies graves dont il va être question, il me paraîtrait oiseux de relater les innomblables drogues et les formules à l'infini, soit fantaisistes, soit classiques, dont quelques-unes seulement survivent à l'épreuve clinique. De celles-ci, tous les praticiens sérieux savent tirer le parti qu'elles comportent. Qu'il nous suffise donc, chemin faisant, d'en indiquer les grandes lignes caractéristiques les plus modernes.

En publiant ce travail, mon but est moins de relater des faits circonstanciés et nombreux que d'expliquer, d'après quelques cas typiques, une méthode, un mode d'application, du thermo-cautère, auxquels j'ajoute la plus sérieuse importance et dont je crois pouvoir revendiquer l'initiative ainsi que les préceptes fondamentaux.

Le thermo-cautère, inventé par notre confrère, M. le docteur Paquelin, est actuellement entre les mains de presque tous les médecins.

Cet instrument si modeste, de si peu de prétentions à son début, est aujourd'hui un des plus merveilleux agents dont ait été doté l'art médical.

Pour mon compte, il m'a rendu, ainsi qu'on le verra plus loin, les services les plus signalés, et surtout, les plus inespérés.

CHAPITRE PREMIER

TRAITEMENT DES MALADIES DE POITRINE PHTISIE, BRONCHITES CHRONIQUES CATARRHE MUQUEUX, ASTHME, EMPHYSÈME

Les cas de bronchites chroniques phymiques que j'ai pu soigner par ma méthode sont au nombre d'environ quarante.

J'ai rencontré parmi ces malades, la pneumophymie sous toutes ses formes et à tous ses degrés.

Ceux qui ont été considérés comme guéris, le sont-ils définitivement ? Je n'en sais rien; mais plus de la moitié se sont rétablis avec toutes les apparences d'une bonne santé, et, un certain nombre qu'il m'est permis de voir quelquefois continuent de bien se porter depuis leur traitement, dans une période de six à sept ans.

Lors de mes débuts avec ce traitement tout nouveau, je ne me hasardais à l'employer que dans les cas arrivés au premier ou au deuxième degré.

Je n'aurais jamais osé tenter et faire espérer la guérison, alors qu'il existait de graves désordres, une fonte purulente étendue, de grosses cavernes avec bruit emphorique, une émaciation considérable, de la diarrhée colliquative, etc.

Voici par quelle circonstance fortuite, extraordinaire, j'ai été amené à l'employer avec quelques succès tout à fait inespérés, dans les cas les plus graves, les plus compromis.

OBSERVATIONS

I. — Un de mes anciens clients vint un jour me prier d'aller voir sa sœur, qui était à toute extrémité. « Je ne vous demande qu'une seule chose, docteur, me dit-il, c'est de faire votre possible pour la relever un peu, afin de pouvoir la mettre en chemin de fer pour aller mourir chez notre père, à trente lieues de Paris. »

En effet, ces craintes n'avaient rien d'exagéré. Cette jeune femme était au plus mal.

Après quelques jours de traitement classique sans changement notable, il survint une hémoptysie inquiétante. A tout événement, je proposai l'emploi des pointes de feu; mais je voulus auparavant avoir l'assentiment d'un de nos maîtres éminents, pour éviter tous reproches d'avoir induit cette famille en frais inutiles.

Le maître déclara que le mal lui paraissait être sans ressources et la mort imminente. Le thermo-cautère pourrait peut-être, à son avis, déterminer une réaction passagère. Donc, il était rationnel d'en faire la tentative.

La malade était une femme veuve, âgée de trente-six ans, de constitution et de taille moyennes et de tempérament plutôt sanguin.

Elle était actuellement d'une maigreur extrême. La fièvre, à redoublements vespérins, ne la quittait pas. Elle avait de la diarrhée colliquative, des sueurs profuses abondantes, une toux presque incessante et elle crachait environ une demi-cuvette de pus par jour. Son estomac n'avait de tolérance pour rien. Solides, liquides, champagne frappé, etc., elle vomissait tout ce qu'elle prenait.

Tout le poumon droit était pris d'un bout à l'autre. Il était facile de constater plusieurs cavernes énormes, avec bruit de souffle intense, emphorique, pectoriloquie, gargouillements, etc.

Sans perdre un instant, je commençai le traitement, le 12 février 1882, par une séance tous les deux jours, en pratiquant dans chaque séance plusieurs centaines de mouchetures ponctuées, à la pointe fine, portée au rouge blanc.

En dehors des sédatifs opiacés, de la quinine et de la digitaline, je ne prescrivis que l'usage d'un vin tonique aux : Quina, Coca, Lactophosphate de chaux, Peptone, et gouttes amères de Baumé. Ensuite, au fur et à mesure du possible, le bouillon, la viande crue, etc.

Après la huitième séance, l'estomac commençait à supporter quelques aliments choisis. Un des bienfaits du thermo-cautère, c'est de réveiller assez vite les fonctions stomacales. La diarrhée avait cessé, les sueurs profuses n'existaient presque plus;

l'expectoration, si abondante, avait très notablement diminué, et on eût certes pu déjà porter la malade en wagon.

Encouragés, la famille et moi, par cette amélioration, nous continuâmes le traitement avec un peu moins de désespérance.

Au bout de cinq semaines de ce traitement, la malade allait de mieux en mieux, ce qui engagea la famille à persévérer encore. Trois semaines plus tard, elle sortait et se promenait à pied.

Enfin, après un traitement résigné d'un peu plus de trois mois, cette malade, absolument désespérée au début, avait repris l'aspect d'une personne bien portante, toussant très peu, mangeant, digérant et dormant bien.

Elle retourna alors en province, chez son père, et, pendant près de deux années, j'eus quelquefois de ses nouvelles qui étaient très satisfaisantes.

Sans doute, on ne peut tabler sur un fait semblable, alors qu'il est isolé; mais il nous enseigne à ne jamais désarmer devant le péril, devant la mort menaçante, ici comme ailleurs.

Depuis cette grosse surprise, et on le comprendra facilement, je n'ai plus hésité, dans aucun cas, chez les phtisiques, à employer le thermo-cautère, et, plus d'une fois, je m'en suis bien trouvé, alors qu'au début, on pouvait à peine espérer quelque soulagement, tant les ravages de la terrible maladie avaient produit de désordres, soit dans les poumons, soit dans l'état général de ces malheureux poitrinaires.

II. — Voici un autre cas de pneumophymie, aussi très remarquable, très grave, à ajouter au précédent, et où le thermo-cautère m'a encore donné un résultat vraiment merveilleux.

Pendant l'hiver de 1881-1882, un pharmacien de mon voisinage me recommanda un négociant d'Elbeuf, à bout de médicamentations et de vie en quelque sorte, et auquel j'appliquai mon traitement depuis le mois d'octobre 1881, jusqu'à la fin de janvier 1882, en faisant très régulièrement deux séances d'ignipuncture par semaine, bien que ses affaires l'obligeassent à effectuer chaque fois le voyage d'Elbeuf à Paris, malgré les rigueurs de la saison.

Ce malade, âgé de quarante-neuf ans environ, était de taille moyenne, d'un tempérament sec, nervoso-sanguin. Il toussait déjà depuis assez longtemps; mais cette toux n'avait commencé à l'inquiéter que depuis un peu plus d'un an. Il n'avait eu ni sueurs profuses, ni diarrhée colliquative; mais l'expectoration muco-purulente était assez abondante, surtout le matin, comme d'habitude, à son lever.

Il avait commencé à vomir ses aliments depuis plusieurs mois sous l'influence de la toux provoquée par le fait de leur ingestion sur le pneumogastrique.

Actuellement, son estomac ne tolérait presque plus rien, de quelque nature ou sous quelle forme que ce fût. Il vomissait à peu près tout ce qu'il prenait; aussi était-il d'une extrême maigreur.

Il avait bien la voix affaiblie, un peu voilée, mais le larynx ne paraissait pas envahi par la tuberculose, complication fréquente qui sollicite surtout les vomissements alimentaires.

A la percussion, on constatait une matité unilatérale en avant et en arrière, dans toute l'étendue du poumon droit, et l'auscultation révélait dans les mêmes limites, du bruit de souffle expiratoire, de la résonance exagérée de la voix, des râles muqueux sous-crépitants, plus gros et plus abondants au sommet où les cavernules, car on ne trouvait pas de grosses cavernes, étaient plus nombreuses et plus appréciables.

Le côté gauche n'était pas absolument indemne. Il présentait au sommet, en avant, un peu de submatité et de bruit de souffle à l'expiration, ainsi que quelques craquements humides isolés.

Le traitement par les pointes de feu ayant été accepté avec une sorte d'empressement, fut commencé aussitôt, et, comme je l'ai dit, le malade eut la constance de venir deux fois par semaine à Paris, pendant près de trois mois, malgré la saison d'hiver.

Je ne crois pas bien nécessaire de dire que, simultanément avec l'ignipuncture directe, nous ne négligeons aucun des moyens préconisés par l'hygiène et la thérapeutique en de telles occurrences. Toutefois, notre médication interne est assez restreinte. Elle consiste, la plupart du temps, dans l'emploi d'un vin tonique et d'un sirop dépuratif iodé, à la quassine, qui constituent une médication complète, à laquelle on doit ajouter, selon les indications, soit des sédatifs, soit des antispasmodiques, soit des laxatifs, et, ce qui va sans dire, la meilleure et la plus abondante alimentation possible.

Avec le vin tonique et le sirop dépuratif iodé, on pourra conseiller les médicaments les plus en vogue aujourd'hui et que nous avons groupés dans les deux formules suivantes; mais qui doivent varier selon les cas, l'âge, etc.

Terpine	3 grammes.
Iodoforme	1 —
Créosote pure.	2 —
Extrait de gentiane	2 —

Pour 40 pilules, à prendre : 2 à chaque repas de midi et du soir.

Sulfate de quinine.	2 gr. 50
Baume de Tolu.	1 gr. 50
Benjoin	1 gramme.
Narcéine.	0 gr. 30

Pour 40 pilules, à prendre : 2 à la fois, à 5 heures, et 2 à 9 heures du soir.

Les granules dosimétriques sont aussi d'un précieux usage et remplissent promptement les indications diverses au cours de la maladie.

Mentionnons aussi les injections rectales de gaz médicamenteux et les injections hypodermiques de thymol, d'eucalyptol, etc., qui paraissent avoir été utiles quelquefois.

Après cinq semaines de traitement, notre malade ne vomissait plus; il avait un peu d'appétit, et, partant, son état général s'améliorait visiblement. La toux et l'expectoration avaient aussi très notablement diminué. Le mal, en un mot, était enrayé, et nous ne doutions, pour ainsi dire, plus de la guérison. Nous n'avions qu'à continuer.

En effet, tous les phénomènes morbides continuèrent à s'amender progressivement, ainsi que l'état général, sous l'heureuse influence de ce traitement qui n'avait pas duré moins de trois mois, quand le malade nous quitta.

Il s'était remis en chair, mangeait de bon appétit, toussait très peu et pouvait, sans fatigue ni essoufflement, soutenir une marche d'assez longue haleine. En un mot, il présentait, sous tous les rapports, les conditions d'une bonne santé.

Notre traitement n'est pas une panacée contre la terrible maladie en question : ce serait trop beau; mais les résultats relativement nombreux qu'il nous a donnés sont sans précédents par tous les autres moyens.

Assurément je n'ai pas toujours réussi, mais je puis affirmer que, chez les pneumophymiques au premier et au deuxième dégré, le succès a été la règle et l'écueil la rare exception.

Les faits si intéressants et assez nombreux de guérison de phtisie par l'ignipuncture multiple qu'a publiés le docteur Vidal, médecin de l'hôpital d'Hyères, viennent fournir un appoint très important à ceux qui m'appartiennent.

Les catarrhes bronchiques ont cédé de la même manière à notre traitement, ainsi que l'emphysème et l'asthme dont voici un fait des plus remarquables.

En 1883, M. X... d'Alger, vint un jour me consulter. Il était dans un état asthmatique vraiment pitoyable. Obligé de retourner à Alger dans un temps très limité, je dus accélérer et multiplier toutes mes ressources.

Grâce à l'ignipuncture appliquée énergiquement *tous les jours*, concurremment avec les bains d'air comprimé, les inhalations balsamo-sédatives, le vin tonique, le sirop dépuratif ioduré, à la quassine; grâce, dis-je, à cette suractive médication, ce malade fut entièrement transformé en vingt-six jours et put retourner ingambe en Afrique.

Il eût été sans doute plus intéressant d'exposer les cas de guérison obtenus dans des conditions beaucoup moins compromises que ceux dont il vient d'être question. Je n'en ai fait choix que pour démontrer une fois de plus, en même temps que la puissance du procédé, que, chez les phtisiques, comme dans toutes les autres maladies, quelle que soit la gravité du pronostic, quel que soit le danger, notre devoir est de lutter toujours et quand même, sans désespérer absolument du salut.

CHAPITRE II

TRAITEMENT DE LA PLEURÉSIE DES ÉPANCHEMENTS PLEURÉTIQUES

J'ai, le premier je crois, fait l'application du thermo-cautère en vue d'obtenir la résorption, *ipso facto*, des épanchements pleurétiques abondants, alors même qu'il y avait imminence d'asphyxie comme on va le voir.

Ma première observation date du mois d'août 1882.

OBSERVATIONS

I. — Femme âgée de trente-huit ans, marchande en gros aux halles centrales. Fièvre intense, physionomie anxieuse, toux caractéristique sans expectoration, respiration courte et dyspnéique. Elle ne cessait de crier : J'étouffe, j'étouffe. L'auscultation et la percussion révélaient un énorme épanchement pleurétique double. Malgré l'imminence d'asphyxie, je proposai de tenter, préalablement à la thoracentèse double, l'ignipuncture énergique.

Dans la première séance je fis, tant d'un côté que de l'autre, environ quatre cents pointes de feu *ponctuées*, à la pointe fine directement et assez profondes, ce qui me paraît surtout très important dans le cas particulier. Le lendemain il y avait une amélioration marquée dans l'état de la malade. Elle respirait mieux ; la toux était moins fatigante et elle avait bénéficié d'un peu de sommeil. Je prescrivis une purgation avec séné et sulfate de soude, du lait avec une eau minérale alcaline.

Après quatre séances énergiques, pratiquées en neuf jours, la résorption de cette grande masse liquide était complète et la malade entièrement guérie. Toutefois je fis encore deux séances par simple précaution. Cette malade, que j'ai eu l'occasion de revoir ces jours derniers, ne s'est jamais ressentie de sa pleurésie depuis cinq ans.

II. — En mai 1883, notre propre enfant, petite fille de neuf ans et demi, fut atteinte de pleurésie insidieuse, forme que nous redoutons le plus, dans la portion latéro-postérieure et moyenne du côté gauche. L'enfant n'avait d'abord éprouvé que du malaise avec de petits mouvements fébriles passagers. Bientôt il survint une oppression légèrement douloureuse, en barre transversale dont l'axe passait au-dessus du creux épigastrique; l'appétit se maintenait modérément. Il existait une toux par quintes rares et peu intenses, et la petite fille, quoiqu'un peu fatiguée et moins gaie que d'habitude, allait, venait comme s'il ne se fût agi que d'une de ces indispositions éphémères si fréquentes à cet âge.

L'auscultation ne révéla d'abord rien; mais quelques jours plus tard, la pauvre petite s'alita, et je constatai avec un effroi bien naturel, de la matité, du souffle tubaire, une grande diminution de la résonance de la voix, de l'égophonie et quelques râles sous-crépitants; en un mot, tous les symptômes caractéristiques d'une pleuropneumonie avec épanchement peu abondant.

Au double point de vue de la pleurésie et de la pneumonie, je n'hésitai pas à appliquer le thermo-cautère, que je considère comme le plus puissant des révulsifs et surtout de résolutifs.

Après deux séances, à deux jours d'intervalle, tous les accidents disparurent et, quatre jours plus tard, notre chère fillette reprenait ses habitudes et ses jeux.

Le troisième cas dont j'ai à parler est bien plus grave encore que le premier.

III.— Le 13 décembre 1883, un de nos honorables confrères, qui était au courant des faits précédents, me pria d'appliquer mon traitement chez une de ses clientes atteinte de pleurésie aiguë avec épanchement énorme à marche rapide, remplissant la cavité thoracique du côté droit, dans toute la totalité. En plus des signes locaux, la malade, jeune femme d'environ trente-cinq ans, d'une assez forte constitution, avait la toux sèche, si fatigante des pleurétiques ; une fièvre intense avec paroxismes vespérins; la perte totale de l'appétit et l'accablante insomnie qui est particulièrement caractéristique chez ces pauvres malades.

L'asphyxie était si imminente que, malgré toute la confiance que je pouvais avoir dans l'efficacité du thermo-cautère, je proposai de faire immédiatement la thoracentèse. La malade ne le voulut pas. Alors j'appliquai, séance tenante, environ trois cents pointes de feu, *ponctuées* et profondes. Purgatif, lait alcalinisé, bouillons, et, en plus, sulfate de quinine à dose massive de 60 centigrammes deux heures avant le redoublement de la fièvre.

De même que dans mon premier cas, le lendemain la mamalade était mieux; la nuit avait été moins mauvaise, la respiration était un peu plus facile, et cette femme qui, jusque-là passait toutes ses nuits assise sur son lit, avait pu se reposer dans le décubitus dorsal, à plusieurs reprises, pendant de courts instants.

Dès la deuxième séance, pratiquée le lendemain, il y eut un nouveau progrès très sensible, soit dans l'état général, soit dans l'état local; la guérison alors ne me parut plus douteuse, et cela à courte échéance.

En effet, après dix séances énergiques, pratiquées en vingt jours, l'épanchement avait entièrement disparu, la résorption était complète et, notre malade étant en convalescence, je cessai mes visites auprès d'elle.

Toutefois, on pouvait encore constater, tout à fait à la base du côté envahi, une matité persistante de quelques centimètres, occasionnée assurément par quelques fausses membranes ou par des exsudats plastiques, tels qu'il s'en produit assez habituellement dans les cas d'épanchements pleurétiques.

Dans une pratique restreinte de clientèle de quartier, je n'ai eu l'occasion d'observer, depuis lors, que quatre nouveaux cas de pleurésie. Je les ai tous traités d'emblée, avec une confiance absolue, par l'ignipuncture.

La maladie étant prise presque à son début, l'épanchement n'était pas aussi considérable, partant, le traitement ne comportait pas la même énergie et je ne faisais guère plus de cent cinquante pointes de feu par séance. Le succès a été constant chez ces quatre pleurétiques, en six à huit séances.

Ces sept cas de guérison si complète, si rapide, sans aucune récidive, obtenue par ce nouveau traitement, très peu douloureux quoi qu'on dise, et, dans tous les cas, beaucoup moins désagréable pour les malades que les vésicatoires, sont bien de nature à encourager les tentatives de ce genre, et nous pensons que la pratique médicale y trouvera, dorénavant, un précieux moyen de guérison, simple et facile, qui, du reste, n'en est plus à son coup d'essai; car plusieurs de nos maîtres les plus éminents y ont eu recours depuis avec succès.

Toutefois, et c'est en cela que j'appellerai surtout ici l'attention; le *modus faciendi* me paraît avoir la plus grande importance, tant sous le rapport de la fréquence des séances, de la thermie et du nombre des mouchetures, que sous celui de leur mécanisme ou mode d'exécution. J'ai, depuis six ou sept ans, apporté toute mon attention à l'étude de ce point capital à l'égard de plusieurs genres d'affections graves, et on trouvera plus loin un coup d'œil d'ensemble sur les observations qu'il m'a été possible de faire et les règles que, grâce à une pratique journalière du thermo-cautère, j'ai pu formuler à ce sujet.

CHAPITRE III

TRAITEMENT DES MALADIES DES INTESTINS
DE L'ENTÉRITE CHRONIQUE

Il n'est pas de praticiens qui n'aient observé, au moins quelquefois, de ces cas de diarrhées rebelles à toutes nos ressources thérapeutiques, et qui tourmentent, accablent, dépriment les pauvres souffreteux pendant de longues années.

La tentative que j'ai inaugurée dans leur traitement et qui m'a si heureusement réussi, va faire l'objet de ce chapitre.

Cette tentative, un peu de hasard, m'a été inspirée en présence de ces cas difficiles, par les résultats exceptionnellement heureux que j'ai souvent retirés de l'emploi du thermo-cautère dans d'autres affections graves internes; dans les maladies du cœur, dans les engorgements ovariques chroniques, la pelvi-périmétrite, etc.

L'analogie des moyens employés et des résultats obtenus a souvent été le meilleur guide pour le praticien dans les investigations de la pathologie et de la thérapeutique.

Avant la précieuse invention du docteur Paquelin, on employait depuis tous les temps, presque, les révulsifs vésicants, et plus près de nous, le cautère actuel, *loco dolenti,* dans les engorgements subinflammatoires des viscères abdominaux.

Qui de nous ne se souvient d'avoir vu le hardi professeur Nonat, sangler de raies de feu le ventre de ses malades atteintes d'affections diverses des ovaires et de la matrice, avec le plus grand succès.

C'est donc par une sorte d'induction, en m'appuyant de ces précédents et de ma propre expérience, que j'ai cru pouvoir appliquer le thermo-cautère dans les cas d'entérite chronique suivants, où il m'a donné le succès pressenti le plus satisfaisant.

OBSERVATIONS

I. — Le 4 février 1882, je fus appelé à donner mes soins à un professeur de musique atteint d'une diarrhée rebelle depuis près de six mois.

C'était un homme maigre, d'une constitution moyenne et d'un tempérament nerveux, impressionnable, âgé de quarante ans environ.

Depuis neuf ans il était, chaque année, à l'époque des froids, en proie à de très violentes coliques, accompagnées de selles nombreuses, diarrhéiques, qui duraient ainsi près de trois semaines, sans rien présenter de bien particulier du côté de l'estomac. Mais cette fois, bien que les coliques douloureuses n'eussent duré qu'environ deux septénaires, la diarrhée n'avait pas cessé depuis six mois, occasionnant, en moyenne, quinze selles séreuses par jour. Il gardait un peu d'appétit, ne vomissait jamais, mais il dépérissait et s'affaiblissait beaucoup.

Deux de nos confrères l'avaient déjà soigné sans succès : l'un par les préparations bismuthées et opiacées ; l'autre par les astringents, puis enfin, par le régime lacté rigoureux.

Après deux ou trois jours de potions au diascordium, de

cataplasmes, de boissons albumineuses, de régime sévère, sans aucune amélioration, convaincu, même *à priori*, des bons effets que je devrais obtenir de la toni-révulsion des pointes de feu dans une affection dont l'atonie, l'inflammation chronique et la débilité favorisent surtout la persistance désespérante, je proposai à ce malade l'emploi du thermo-cautère, en en exaltant les bienfaits avec une sincère conviction.

Impatient de la guérison et fatigué de tout, il accepta ce traitement.

En fait de médicaments, je ne prescrivis qu'un vin tonique à petites doses répétées, des boissons chaudes, tilleul ou camomille, de la viande crue, avec abstinence de tous féculents et du lait.

Je fis tous les trois jours une séance d'environ deux cents pointes de feu *ponctuées* sur le ventre et sur les reins, afin d'agir sur le rachis et sur les plexus abdominaux, me servant de la pointe fine émoussée, portée au rouge rouge, dont les avantages, dans ces cas, l'emportent sur la pointe fine ou le gros couteau. En moins d'un mois, mon malade fut complètement guéri, reprenant bon aspect à vue d'œil. Depuis plus de cinq ans il n'a pas eu une heure de maladie, excepté en ce moment, où je le soigne pour un rhumatisme articulaire aigu.

Ce succès dans une sorte de coup d'essai, assez osé, il faut bien le dire, comme dans ma première tentative de thermo-cautère contre les épanchements pleurétiques, mais où je voyais confirmée d'une façon si surprenante ma théorie sur l'action curative des pointes de feu, ne pouvait manquer de m'enhardir et de me faire désirer ardemment une nouvelle occasion d'en faire usage dans l'entérite chronique. Cette occasion ne se fit pas longtemps attendre.

II. — En effet, à la fin de ce même mois de février 1882, je fus consulté par une dame qui souffrait cruellement d'une affection intestinale muco-diarrhéique, remontant déjà à plus de dix années, pendant lesquelles son existence n'avait été, comme nous allons le voir, que souffrances, ennui et dégoût.

C'était une femme d'une belle constitution, d'un tempérament bilieux, âgée d'environ trente-cinq ans.

L'estomac, chez elle, n'avait jamais été troublé et elle avait toujours eu de l'appétit ; aussi n'était-elle pas déprimée autant que la longue durée de sa maladie eût pu le faire croire. Il est même à noter que, dans cet intervalle de dix ans, elle avait eu plusieurs enfants bien portants, et que, à l'occasion d'une de ses couches, elle avait dû subir une vagino-périnéoraphie.

Presque tous les jours elle était, à différentes reprises, soudainement en proie à des douleurs violentes dans la région du côlon descendant. Ces douleurs lui arrachaient des cris désespérés pendant une heure ou deux. Elle allait vingt, trente fois par jour à la garde-robe, avec de pénibles épreintes rectales; rendait des selles glaireuses, très souvent sanguinolentes et contenant presque toujours des lanières pseudo-membraneuses, striées de sang, d'une longueur parfois de 4 à 10 centimètres. Ces selles étaient souvent si pressées qu'elle allait sur ses bas dans la rue, ce qui l'astreignait à se garnir chaque fois qu'elle voulait sortir; si bien que son existence était des plus pénibles.

Elle avait de l'appétit, ne vomissait jamais; mais le plus petit écart de régime redoublait et provoquait ses souffrances avec retentissement très pénible dans les reins. Les urines ne présentaient rien de particulier et les règles, cependant abondantes, se passaient dans d'assez bonnes conditions. Quoique ayant perdu de son poids, elle n'était pas précisément maigre et son facies, un peu terreux et contracté, n'avait rien de cachectique. Du reste, aucun mouvement fébrile proprement dit.

Dans un cas semblable, on ne peut s'appesantir outre mesure à la stricte recherche de la nature et du caractère réels de la maladie. Il faut, faute de mieux, l'accepter telle quelle, et, selon moi, faire la médecine des éléments sans trop s'inquiéter du reste.

Cette malade avait consulté, en France et à l'étranger, plusieurs célébrités médicales, sans le moindre succès.

Estimant qu'il y avait là une inflammation avec altération, probablement hypertrophique et ulcéreuse des tissus muqueux et sous-muqueux; qu'à cela, s'était jointe une perturbation nerveuse qui expliquait l'irritabilité de la malade et ses incontinences fécales, et, comprenant en outre que les résolutifs, les incitants vitaux, les toniques et le régime à la viande crue, etc., étaient avant tout indiqués, je proposai l'ignipuncture *ponctuée* profonde, que l'expérience m'avait appris à considérer comme le plus puissant des résolutifs et le modificateur par excellence de la vitalité en général. Je fis également pressentir que le traitement serait long; qu'il pourrait réclamer des tâtonnements patients et qu'il faudrait le suivre aveuglément, que l'amélioration soit lente à se produire ou non.

Mon traitement fut accepté par complaisance; car la malade me déclara en toute franchise, qu'elle n'en attendait rien de bon.

Dans ma première séance, je fis environ cent cinquante pointes de feu *ponctuées*, à la pointe fine émoussée, au rouge rouge, sur tout le flanc gauche et sur les reins.

Comme médication interne, après quelques tâtonnements sans résultats : lavements glycérophéniques, astringents, injections hypodermiques de morphine, etc., elle se réduisit à l'usage du vin tonique, de très légers minoratifs sur le tube intestinal, de la viande crue, en évitant avec soin tous féculents et se tenant chaudement.

Je dois dire aussi qu'il existait un ulcère du col, que je soignai simultanément par les tampons avec glycérine, acide tannique et teinture d'iode; ulcère qui fut opéré par l'ignipuncture profonde, le 28 octobre 1882, alors que l'entérite chronique était complètement guérie.

J'avais continué les séances d'ignipuncture deux fois par semaine, sauf quelques rémittences, jusqu'à la fin de juillet. J'obtins une succès complet et sans aucune récidive depuis lors, c'est-à-dire, depuis quatre ans déjà.

Étant devenue enceinte depuis, elle est accouchée, il y a environ deux ans, d'un bel enfant.

Ces deux observations viendront à l'appui de ma théorie sur le mode d'action locale et d'influence générale des pointes de feu.

CHAPITRE IV

TRAITEMENT DES MALADIES DU CŒUR

Après avoir produit ces deux cas d'*entérite chronique* dans lesquels l'efficacité de l'ignipuncture a été si remarquable, il me paraît intéressant d'établir par des faits, les ressources que ce puissant moyen peut offrir au praticien, dans le domaine des maladies du cœur.

Il semblerait réellement que, quand nous sommes incités plus particulièrement à soutenir une thèse, traiter un sujet, une question théorique ou pratique, soit du domaine de la pensée ou de la matière; il semblerait, dis-je, que la voie nous en est ouverte, huit fois sur dix, par l'inattendu, par l'imprévu. Tantôt c'est un trait de lumière de l'imagination, tantôt un événement fortuit, tantôt un simple accident. Beaucoup d'esprits diraient un hasard; mais, pour nous, le hasard absolu n'existe que par très rare exception, et nous ne l'admettons pas.

Mon début, des plus étranges, dans l'application du thermo-cautère aux maladies du cœur, pourrait être classé dans cette catégorie de faits évoqués par la bonne fée.

OBSERVATIONS

I. — Un soir de décembre 1883, je venais de me mettre à table, lorsqu'un négociant du voisinage sonne à tout rompre, fait irruption dans ma salle à manger en pleurant et criant : « Monsieur, vite, vite, venez vite, mon frère est mort! »

« De quelle maladie », lui dis-je, en me hâtant. Je n'entendis que le mot : « cœur ». A tout hasard, je saisis mon thermo-cautère, et nous arrivâmes en courant auprès du moribond.

C'était un homme de cinquante-cinq ans, assez grand et bien constitué, en proie à une grave maladie du cœur depuis plusieurs années.

Je le trouvai étendu par terre, livide, sans pouls ni battements du cœur, ni le moindre mouvement respiratoire; l'œil terne et clos. C'était un cadavre.

Néanmoins, à tout événement, en quelques secondes, mon instrument armé du gros couteau était porté au rouge cerise, et je fis, incontinent, plus de quatre cents mouchetures de feu sur les diverses parties du corps : à la poitrine, à l'épigastre, aux cuisses, aux jambes, sur la paume des mains, sur la plante des pieds. Le malade inerte, immobile, d'une insensibilité absolue pendant presque toute l'opération, donna bientôt quelques signes de vie; ce fut d'abord de faibles inspirations très espacées; puis il ouvrit les yeux, fit quelques mouvements des extrémités sous l'action de pointes de feu isolées, et, après plus de vingt minutes, il finit enfin par reprendre connaissance.

Je restai plusieurs heures auprès de lui, à lui administrer une potion antispasmodique éthérée, en même temps que trois granules de digitaline et trois granules de strychnine.

Le lendemain matin, ce ressuscité causait librement avec moi. — Je pus, alors seulement, songer à établir un diagnostic.

Je constatai une insuffisance tricuspide avec bruit de souffle, et hypertrophie *a tergo;* de l'arythmie, de l'asystolie fréquente et des battements tumultueux.

Nous nous trouvions ainsi en présence d'une ancienne affection cardiaque des plus graves et arrivée à sa période ultime.

Ce n'est que plusieurs mois plus tard que ce malade succomba à son affection du cœur.

II. — Quelque temps après, je fus appelé rue Beaubourg, en toute hâte aussi, auprès d'un homme d'environ quarante-cinq ans, que je trouvai haletant sur un fauteuil, ne respirant que par saccades comme quelqu'un qui va expirer. Il avait la face livide, les lèvres violacées et pouvait à peine parler. On constatait les plus graves désordres du côté du cœur : bruits de souffle aortique intense au premier temps; amplitude et faiblesse en même temps des mouvements du cœur, arythmie de presque tous les instants et asystolie assez rare.

Cet homme d'une bonne constitution moyenne, d'un tempérament lymphatique sanguin, passait depuis déjà assez longtemps ses jours et ses nuits sur son fauteuil, dans la plus anxieuse insomnie. Ses jambes étaient infiltrées, énormes. L'œdème avait envahi les cuisses, le scrotum et les téguments abdominaux.

Je conseillai le traitement par l'ignipuncture et il fut accepté. Une heure après, je revins pratiquer sur la région cardiaque plus de cent cinquante pointes de feu *ponctuées*, à la pointe fine, au rouge-rouge. En outre, avec la pointe fine, portée au rouge blanc et enfoncée profondément dans les masses des extrémités inférieures, j'établis quelques fontanelles permanentes qui donnèrent issue à une quantité prodigieuse de sérosité.

Je prescrivis le vin tonique à petites doses répétées; la digitaline, l'aconitine et la strychnine; le lait alcalinisé et acidulé, du jus de viande, de l'eau purgative à doses laxatives, etc.

Huit jours après, il n'avait encore subi que quatre séances de thermo-cautère, son état s'était tellement amélioré que, malgré toutes mes exhortations à observer une rigoureuse prudence, lui recommandant surtout de ne pas s'exposer au froid, ni aux transitions de température, il descendit dans la rue par une forte gelée.

Je faisais ma dernière application à ce malade, le 27 février 1884, après les avoir espacées de 5, 6 ou 7 jours vers la fin, et, à ce moment, il était redevenu ingambe avec toutes les apparences d'une santé satisfaisante. Cependant, quoique le cœur eût repris un rythme à peu près régulier, il conservait encore un bruit de souffle au premier temps.

Pour tout traitement, je lui prescrivis un régime approprié, et, un an après, devant quitter Paris, il vint me faire ses adieux, tout heureux d'avoir retrouvé la santé.

Ici, j'avais dû, parfois, recourir, simultanément, à la pointe fine et au gros couteau, parce qu'avec l'incitation vitale et tonique de la pointe fine, s'imposait la révulsion et l'action plus énergique du gros couteau.

Ces deux observations complètent les faits les plus saillants sur lesquels j'ai dû insister comme base tangible des préceptes généraux que je vais formuler.

CHAPITRE V

PRÉCEPTES GÉNÉRAUX SUR L'EMPLOI DU THERMO-CAUTÈRE EN MÉDECINE

Je vais m'efforcer de résumer, sous forme du conclusions, ce que la fréquente pratique du thermo-cautère a pu me démontrer comme étant indispensable à connaître dans les différentes circonstances de son emploi en médecine, en me basant, pour la plus grande partie, sur les documents que je viens de produire.

Avant toute chose, il ne faut, autant que possible, opérer que sur des téguments absolument secs, bien essuyés et propres.

Si les malades avaient déjà fait usage de liniments huileux, de pommades, de corps gras quelconques, il faudrait, préalablement, procéder à un lavage avec de l'eau alcalinisée, et jamais avec de l'alcool ni un liquide alcoolisé ou éthéré.

Cette lotion se fera mollement, afin de ne pas irriter l'épiderme et rendre ainsi la peau plus excitable.

En thèse générale, pour obtenir des pointes de feu tout ce qu'elles peuvent donner, il faut les appliquer avec une grande hardiesse, ce qui demande quelque habitude et un discernement pratique indispensables.

Un des plus grands avantages de ce précieux instrument, est assurément de nous fournir à volonté et instantanément, pendant une durée illimitée, tous les degrés voulus de la chaleur; soit : le rouge-brun, le rouge-rouge, le rouge-blanc.

Chacun de ces états caloriques a, comme on sait, une action toute différente des deux autres sur les tissus vivants. Il est extrêmement important, en ignipuncture, de bien connaître dans quels cas nous devons les choisir, dans quels cas ils sont applicables en médecine et de quelle façon nous devons en user.

D'abord, une fois que l'instrument est mis en incandescence, son fonctionnement ne connaît ni le temps ni la durée. L'opérateur en est donc maître et peut en user en toute liberté dans les conjonctures même les plus délicates.

Cela dit à l'honneur de l'instrument, voici comment l'expérience m'a démontré qu'il doit être employé dans les cas analogues à ceux que j'ai rapportés, pour en tirer le meilleur et le plus sûr résultat.

Il est bien certain, qu'en tout état de choses, ici comme ailleurs, il faut tenir compte des particularités individuelles; de l'âge du sujet, de la finesse, de la dureté, de l'épaisseur des téguments et que l'on n'ira jamais aussi profondément chez une jeune fille ou chez un jeune enfant que chez un paysan à la peau endurcie et rugueuse.

MODE OPÉRATOIRE

FRÉQUENCE DES SÉANCES

Chez les phtisiques et dans les cas d'asthme, de bronchite chronique, catarrhale ou d'emphyséme, je fais, en général, deux séances par semaine; mais si le cas est très grave, si l'état du malade l'exige, ou si le malade est obligé de s'éloigner à court délai, je pratique l'ignipuncture tous les deux jours, voir même tous les jours.

NOMBRE DES POINTES DE FEU ET DURÉE DU TRAITEMENT

Chez l'adulte, je ne fais jamais moins de cent cinquante à deux cent cinquante pointes de feu chaque séance, ayant soin de dépasser toujours les limites du mal, déterminées préalablement et graphiquement au crayon de couleur, dans la mesure du possible. Notez que jamais je n'ai trouvé le moindre inconvénient à faire un aussi grand nombre de piqûres qui sont facilement supportées par les malades de tous âges.

Sitôt après l'opération, je prends un tampon de linge

mouillé à l'eau froide, et, à petits coups, je fais une sorte de massage sur toute la surface des téguments soumis à l'opération. Ce massage hydrothérapique apaise tout d'abord la sensation, beaucoup moins cruelle qu'on ne pense, de brûlure éprouvée par les malades; de plus, il détermine une rougeur intense, une grande turgescence cutanée, à laquelle, certes, j'accorde une sérieuse importance. En effet, cette turgescence ainsi provoquée, accuse et sollicite une puissante action des pointes de feu sur les vaso-moteurs de la région, et tout le monde sait que leurs réseaux sont innombrables sur la cage thoracique principalement.

PROFONDEUR ET INTERVALLE DES POINTES DE FEU

D'abord j'emploie les piqûres que nous nommons *ponctuées* et qui se pratiquent sur la poitrine, chez les phymiques, chez les bronchiteux et les asthmatiques, toujours à la pointe fine et jamais au gros couteau, en tenant le fût de l'instrument de la main droite, à la manière d'une plume à écrire ou d'un stylet à graver.

Je commence par tracer une ligne horizontale en piquant perpendiculairement, à coups séparés, c'est-à-dire *ponctués* et d'un intervalle à peu près égal, ce qui rend l'opération moins désagréable pour les malades. On continue en suivant des lignes parallèles à intervalles égaux. Il ne faut pas pénétrer dans la peau au-delà de un, deux ou trois millimètres tout au plus.

On devra tenir compte que les petites cautérisations superficielles, faites au rouge blanc, guérissent bien plus vite et s'effacent plus totalement que celles qui sont produites avec le rouge-rouge, à plus forte raison avec le rouge *brun*, qu'il faut bannir. Ce point est assez souvent un avantage de coquetterie, pour les dames surtout, qui y attachent une importance non dissimulée.

Dans les séances suivantes, j'opère dans le même ordre et de la même manière, en ayant soin de ne pas retomber sur les points déjà touchés dans les deux séances qui ont précédé immédiatement; car au bout de huit ou dix jours, il ne reste plus traces de ces piqûres, et le terrain redevient praticable comme devant.

Le piquetage multiple en semis, qui se pratique plus particulièrement avec le marteau, est, en général, un procédé défectueux dont on devra se dispenser.

NOMBRE DES SÉANCES ET DURÉE DU TRAITEMENT

Le nombre des séances reste indéterminé. Il faut les poursuivre jusqu'à ce que les phénomènes pathologiques habituellement observables aient disparu, ou à peu près; car les poumons altérés, les vésicules et les lobules détruits, cicatrisés ou incrustés, ne sauraient jamais reprendre complètement leur perméabilité, leur élasticité ni leur aptitude fonctionnelle. Donc, il restera, quand même, de la matité, une diminution du murmure vésiculaire, une modification plus ou moins appréciable de la résonance vocale circonscrite, et aussi, peut-être, un peu de souffle par transmission.

Toutefois, je puis affirmer que, en général, j'ai obtenu les meilleurs résultats en deux ou trois mois de traitement.

Il va sans dire que, tout en pratiquant les pointes de feu, je ne néglige, en aucun cas, l'emploi de tous les autres moyens thérapeutiques ou hygiéniques préconisés plus particulièrement encore dans ces effroyables maladies de poitrine.

THERMOMÉTRIE

Dans la phymie pulmonaire; dans les bronchites chroniques catarrhales, dans l'asthme, l'emphysème, il faut prendre pour règle de n'employer que le rouge blanc, ou le rouge-rouge à sa limite extrême seulement. Cela pour plusieurs raisons : la plus importante, c'est qu'il s'agit moins ici d'opérer une révulsion, de provoquer une résorption en masse, comme on se le propose en présence de foyers, de collections de liquides abondants, que d'agir sur la vitalité, sur l'incitation nerveuse et circulatoire; c'est-à-dire, en mode essentiellement tonique et sthénique, graduellement réparateur et cicatrisant.

MODE D'ACTION

De prime abord, on s'explique assez difficilement comment l'action d'un agent qui semble n'intéresser que la partie superficielle de la peau, puisse, sans le secours d'un médicament quelconque, résoudre une irritation, une inflammation, un nombre considérable de petits foyers purulents situés dans un viscère profond qui n'a aucun point de contact avec notre enveloppe, tel que le poumon.

Les familles manquent rarement d'en faire l'objection au médecin que cela embarrasse parfois. On a beau leur rappeler que le feu aux jambes a guéri de tout temps les mollettes, le mal du garrot, les chevaux fourbus, etc., elles ne sont convaincues qu'à demi.

Pour moi, je considère l'action révulsive des pointes de feu *ponctuées* à la pointe fine, comme très secondaire. Elles agissent essentiellement en mode tonique et vivifiant. Par quel mécanisme? Il est évident qu'elles impressionnent surtout les innombrables papilles nerveuses, les vaisseaux capillaires de la peau et tout son système glandulaire. Elles y rappellent l'activité et la vie avec le retentissement que cela comporte, et dans les organes voisins, et dans toute l'économie même; car une telle action sur les nerfs et l'activité hématique, doit avoir, *a priori*, une influence marquée sur le relèvement des forces en général. Aussi, un des premiers effets toniques du traitement est de rétablir les fonctions digestives, de rappeler l'appétit, ce qui manque très rarement après six ou huit séances.

Les vaso-moteurs, dont le réseau présente un développement si considérable dans la périphérie thoracique, sont particulièrement incités par ces nombreuses piqûres pratiquées à une petite distance l'une de l'autre sur une large surface. On conçoit qu'ils reçoivent ainsi une suractivité dont peut, jusqu'à un certain point, bénéficier toute l'économie.

Il est hors de doute, et je l'ai observé maintes fois, qu'après quelques séances, l'appétit s'accentue rapidement, que l'estomac digère mieux. L'intestin reprend de la force, sa contractilité péristaltique et ses sécrétions glandulaires se modifient favorablement et les selles se rapprochent vite de la normale si elles s'en étaient écartées. Témoin les résultats si remarquables que nous avons obtenu dans les cas d'entérite chronique où l'action, quoiqu'en apparence plus directe, est absolument analogue et s'explique de la même manière.

Les glandes sudorales elles-mêmes se raffermissent, et les sueurs profuses, quand elles existent, sont promptement diminuées.

Après tout cela, quoi d'étonnant que les lésions locales s'amendent, que la guérison se produise, quand l'état général lui-même s'améliore si manifestement?

« Les *effets généraux*, dit le docteur Vidal, ne se font pas longtemps attendre. Après quelques séances la fièvre diminue, la température baisse, le sommeil devient plus calme, les sueurs s'amendent, l'appétit renaît, les fonctions digestives se régularisent; les règles suspendues reparaissent chez la femme; les pertes séminales sont moins fréquentes chez l'homme, etc. Presque tous les malades, ajoute-t-il, attendent avec impatience l'heure de la cautérisation, à la suite de laquelle ils éprouvent un réel bien-être. »

Dans les cas graves d'atteintes pulmonaires, je considère, ai-je déjà dit, l'action révulsive locale du thermo-cautère, comme tout à fait secondaire, et l'action tonique, vivifiante, régénératrice, tant au point de vue des lésions prochaines qu'à celui de l'état général des malades, comme essentiellement capitale et devant surtout favoriser et parfaire le succès du traitement.

Il n'en est plus de même lorsqu'il s'agit d'arthritis, d'hygromas, d'adénites suppurées, de maladies du cœur, d'engorgements du foie, des ovaires, etc., où l'action directe, locale, doit plus particulièrement prédominer.

Dans ces derniers cas, la révulsion s'impose, c est elle qui est surtout résolutive, et, pour l'obtenir plus sûrement, il est nécessaire de recourir à la pointe émoussée moyenne et très souvent au gros couteau.

Condition essentielle : Il ne faut, dans ces derniers cas, porter les instruments qu'au rouge-rouge et jamais, ou presque jamais, au rouge-blanc.

Je dis qu'il ne faut *presque jamais* aller jusqu'au rouge-blanc ; car ce degré de calorie extrême devient nécessaire quand on se propose de porter la pointe fine profondément dans les tissus périarthritiques, par exemple ; ou quand on veut établir des fontanelles permanentes dans les organes fortement distendus par une infiltration ; soit aux jambes, soit au scrotum, comme cela nous est arrivé plusieurs fois.

Notre expérience dans les maladies du cœur, ne relevant que d'un application restreinte à un petit nombre de cas, nous nous bornerons à une sommaire indication.

Dans les maladies du cœur ou dans leurs si fréquents retentissements éloignés, l'action du thermo-cautère devra être, selon les cas, tantôt résolutive, tantôt évacuatrice, tantôt révulsive, ce qui implique les trois principales manières d'employer l'instrument.

Appliqué sur la région précordiale, son action devra être à la fois tonique, révulsive et résolutive, dans tous les cas à peu près. Il faut donc, dans ce but, faire usage de la pointe moyenne mousse ou du gros couteau, portés au rouge-rouge seulement.

Forget, de Strasbourg, un maître en la matière, ne nous dit-il pas : « Les révulsifs externes sont d'une application presque universelle dans les maladies du cœur où la révulsion est l'adjuvant et comme le complément de toutes les méthodes. »

Si l'on doit opérer sur des tissus infiltrés, quels qu'ils soient, la pointe fine seule sera d'usage et presque toujours portée au rouge-blanc.

Non seulement l'effet du thermo-cautère à titre de révulsif est plus puissant et plus renouvelable à volonté que tous nos révulsifs habituels : vésicatoires, cautères, moxas, etc.; mais il offre, en outre, ce précieux avantage de mettre, par une sorte d'antisepsie bien démontrée, à l'abri de ces ulcérations, de ces érythèmes et même de la gangrène, si menaçants et si persistants dans ces tissus œdématiés, qui sont de véritables tourbières d'eau.

Quoi qu'il en soit, l'usage curatif ou palliatif du thermo-cautère trouvera ses indications formelles dans toutes les cachexies concommitantes des lésions organiques du cœur; dans les diverses névroses cardiaques : anémiques, chlorotiques, névropathiques, etc.; dans les hydropéricardites, dont il triomphe rapidement à coup sûr; dans toutes les maladies accompagnées d'asystolie; dans les dilatations ventriculaires *a tergo*, résultant d'altérations des orifices valvulaires ou aortiques; dans la cyanose occasionnée par des obstacles prochains ou éloignés, au libre cours de la grande circulation, comme c'est le cas le plus habituel, surtout dans les insuffisances mitrales ou tricuspides; enfin, dans la polysarcie comme dans l'atrophie cardiaque.

Tout ce qui précède, et qui a trait aux maladies du cœur, pourrait s'appliquer, à peu de chose près, aux engorgements du foie, ainsi qu'aux inflammations chroniques des ovaires, avec empâtement des régions ovariques et aux pelvi-périmétrites, cas dans lesquels Nonat obtenait les cures les plus remarquables avec ses verges de feu, et qui sont le triomphe, beaucoup moins douloureux, des pointes de feu pratiquées selon nos préceptes.

En résumé, nous dirons :

1° Les mouchetures ou pointes de feu pratiquées avec le thermo-cautère doivent être, selon les cas, selon les régions : tantôt superficielles et faites à la pointe fine, comme dans les phymies ou les bronchites chroniques; tantôt plus accusées, plus résolutives, comme dans les épanchements pleurétiques, et pratiquées à la pointe mousse, alternée parfois avec la pointe fine; enfin, tantôt plus profondes, plus révulsives, comme dans les maladies du cœur, dans tous les engorgements viscéraux, etc. (1).

2° Dans le premier cas, dans le traitement phymique, c'est le rouge-blanc qui s'impose; dans les autres cas, c'est le rouge-rouge. Quant au rouge brun, il ne doit être employé qu'à titre d'hémostatique, de préventif hémorragique.

3° Les séances doivent être répétées tous les trois ou quatre jours; au besoin, tous les deux jours et même tous les jours, si le cas presse, ou si le temps du traitement est très limité, comme pour mon asthmatique d'Alger.

4° Le nombre des séances est illimité; c'est un fait de simple appréciation pratique.

5° Les pointes de feu superficielles doivent toujours être *ponctuées* et pas trop rapprochées, soit à environ 1/2 centimètre les unes des autres dans tous les sens. Elles ont une action bien plus nette et plus active que celles que l'ont fait au marteau en petits semis au hasard, ce qui est toujours une mauvaise manière d'opérer, quoi qu'en dise le docteur Vidal.

6° Le nombre des pointes de feu superficielles est également illimité; mais il ne doit pas être moindre de 150 à 250 par séance, si la surface est étendue comme, par exemple, la moitié ou la plus grande partie de la poitrine. « L'opérateur, dit avec raison le docteur Duval, doit partir de ce principe, que l'efficacité du traitement dépend, non point de la profondeur ou de la largeur des brûlures; mais bien de leur multiplicité, qui ne laisse aucune complication à redouter. »

Quant aux mouchetures profondes et surtout celles où inter-

(1) Par pointes de feu superficielles, expression qui revient souvent ici, il faut entendre une pénétration d'environ deux millimètres; car celles qui ne feraient qu'effleurer l'épiderme, n'auraient qu'une influence illusoire et n'agiraient, en quelque sorte, que sur le moral des malades. En ceci, nous ne partageons pas l'opinion du docteur Vidal qui préconise le plus léger effleurement épidermique.

viennent la pointe mousse moyenne ou le gros couteau, elles demandent une circonspection et une habitude que le praticien acquiert bientôt.

Nota. — Il m'a paru important, dans divers cas, d'alterner les moyens; c'est-à-dire, de faire deux séances à la pointe fine, puis une à la pointe moyenne ou même au gros couteau et réciproquement. Cela principalement dans les maladies du cœur; dans les épanchements abondants; dans l'entérite chronique, qui réclament toujours un traitement plus énergique.

Enfin, et on ne saurait trop y insister, l'ignipuncture, qui est l'objet de ce travail, se présente plus particulièrement au praticien comme un moyen d'une grande puissance, non seulement par son action révulsive locale; mais surtout, et avant tout, comme un moyen d'incitation vivifiante, de tonicité, de régénération vitale et organique qui explique suffisamment les remarquables bienfaits de son intervention en médecine dans nombre d'affections graves et souvent réputées incurables. Vulgariser l'emploi du thermo-cautère dans l'ordre des maladies les plus graves; en préciser les divers modes d'application, essentiellement différentes de celles qui sont ordinairement suivies, tel a été le but de ce travail, résultat d'une étude pratique déjà longue et reposant sur des faits précis, indéniables.

Paris. — Charles Unsinger, imprimeur, 83, rue du Bac.

DU MÊME AUTEUR :

TRAITÉ
DU
RHUMATISME MUSCULAIRE
OU
NÉVRO-MYALGIE

NOUVEAU MODE DE TRAITEMENT DE CETTE MALADIE
ET DES NÉVRALGIES EN GÉNÉRAL

Paris. — 1 vol. Prix 2 fr. 50. — Chez Asselin et Houzeau.

TRAITEMENT DU CHOLÉRA

1 brochure. Prix : 75 cent.

Chez ASSELIN et HOUZEAU, Place de l'École-de-Médecine
PARIS

Paris. — Charles Unsinger, imprimeur, 83, rue du Bac.

www.ingramcontent.com/pod-product-compliance
Ingram Content Group UK Ltd.
Pitfield, Milton Keynes, MK11 3LW, UK
UKHW020438220726
13923UKWH00005B/2209